P.L. Pellegrino

MANGIARE SANO E VIVERE FELICI

bit.ly/miglioralatuavita

Copyright 2015

NOTA DELL'AUTORE

L'autore di questo libro non dispensa consigli medici né prescrive l'uso di alcuna tecnica come forma di trattamento per problemi fisici e medici senza il parere di un medico, direttamente o indirettamente. L'intento dell'autore è semplicemente quello di offrire informazioni di natura generale per aiutarti nella tua ricerca del benessere fisico, emotivo e spirituale. Nel caso in cui dovessi usare le informazioni contenute in questo libro per te stesso, che è un tuo diritto, l'autore non si assume alcuna responsabilità delle tue azioni.

NB: 2 EBOOK IN1!

Questo ebook è stato tratto dai miei due best-seller "Mangiare crudo" e "Le 10 migliori ricette vegetariane per pigroni (come me)"

Adesso li potrai leggere entrambi ad un prezzo agevolato: buona lettura!

P.L. Pellegrino

MANGIARE CRUDO

bit.ly/miglioralatuavita

Copyright 2015

NUDO E CRUDO

COME PASSARE DA UNA DIETA TRADIZIONALE A UNA DIETA CRUDISTA

<u>Vuoi raggiungere il peso forma senza dover sottostare a una dieta ipo-calorica?</u>

La dieta crudista permette molto più che un semplice dimagrimento.
Andiamo ad analizzare il perché.

Chi pensa che il significato di crudismo sia strettamente limitato a dimagrimento e salute sbaglia, benché chi lo pratichi non abbia né problemi di grasso né di salute.

Il crudismo, fintanto che incentrato principalmente su frutta fresca, permette sì una **silhouette da invidiare**, ma anche **un perfetto stato di salute per mente e corpo che in pochi conoscono e hanno sperimentato**, per di più **raggiungibile con pochi sforzi**.

La mia concezione di dieta crudista, che prevede la <u>totale assenza di cibi animali</u> (ed è spesso indicata a livello internazionale come *raw-vegan*), apporta numerosi benefici in termini di salute così come di appagamento gustativo.

<u>Al giorno d'oggi la cottura, specialmente nel caso di carni e farinacei, risulta la causa principale per la quale l'uomo fatica a preservare la sua salute in modo duraturo.</u>

Oggi stiamo ormai assistendo alla diffusione del *raw food*, o cibo crudista, persino nel nostro paese, in parte per merito di internet che consente di informarsi su qualunque argomento.

Esperimenti sugli animali ed evidenti conclusioni

Una cosa che amo molto fare è osservare.
Osservo la natura e ragiono.
Osservo gli animali selvatici e mi chiedo perché non abbiano malattie.

Possiamo affermare che gli animali liberi di vagare nella natura, selvaggi e selvatici, non si ammalano mai: ma perché?

Diversi studiosi tra hanno testato come gli animali reagiscono a regimi composti da cibi cotti e non.

I risultati sono pazzeschi!

Per quanto mi riguarda gli esiti di questi esperimenti non costituiscono un vero e proprio mistero, ma una conferma: **la dieta cotta causò negli animali ad essa sottoposti evidenti peggioramenti corporei, assieme alla comparsa di malattie di solito assenti quali tumori, problemi cardiaci, disturbi gengivali, carie, ulcere, affezioni polmonari e disfunzioni renali.**

Se gli stessi animali fossero stati alimentati esclusivamente a crudo, per natura non avrebbero contratto questi disturbi.

Purtroppo, come spesso accade, le cavie hanno sofferto e questo mi rattrista, ma almeno adesso sappiamo la verità.

Ma ciò che preoccupa maggiormente infatti è che non sono solo gli animali sottoposti a tali diete a soffrirne le conseguenze, bensì le stesse verranno trasmesse anche ai loro successori, anche se di questi ultimi, fortunatamente, è stato possibile guarire pressoché completamente le problematiche fisiche attraverso una dieta cruda.

Nonostante ciò, solo dopo qualche generazione è stato possibile il riacquisto di una salute totale.

Tuttavia rincuora il fatto che, sebbene l'attuale generazione non avrà modo di vivere nel pieno del benessere per due secoli, con l'adozione di una dieta cruda potrà in ogni caso migliorare la vita in modo significativo.

Importante è che i genitori insegnino ai propri figli, attraverso il loro stesso esempio, come alimentarsi al meglio.

Ora è facile obbiettare che uomo e animale sono diversi e che non è possibile assimilare certi esperimenti… però a mio avviso è evidente che il cibo cotto non convince del tutto.

La digestione di alimenti sottoposti a cottura si conclude dopo diverse ore e grazie a un ingente dispendio di energie, inoltre il loro lento transito nei nostri organi digestivi talvolta causa **putrefazioni**.

Al contrario, **la digestione di alimenti crudi è decisamente più veloce** e questo fenomeno, specialmente tipico della frutta, evita di danneggiare il nostro corpo o sottoporlo a sforzi eccessivi. Se tutto ciò non bastasse, **la frutta e la verdura crude vengono masticate di più a causa della loro maggiore compattezza**, comportando una facilitazione della digestione così come il massaggio delle gengive, che previene parodontopatie o denti cariati.

La dieta crudista: paleobotanica-nostri giorni

Attraverso un'analisi approfondita della **paleobotanica** e dottrine affini, è possibile una migliore comprensione dei motivi per i quali i nostri antenati sono arrivati a rivoluzionare la loro dieta. Pochi ci fanno caso, ma in effetti la dieta attualmente è un componente fondamentale delle abitudini di molte persone.

Dato che lunghi *excursus* potrebbero risultarti noiosi, ho intenzione di esporti giusto qualche concetto fondamentale della dieta crudista.

I maestosi fenomeni naturali per i quali l'uomo primitivo decise di modificare la sua alimentazione, risalgono a un periodo compreso tra 200 e 120 migliaia di anni fa, benché alcuni parlino di decine di migliaia di anni.
Trovo abbastanza divertente e collegato a un'assenza di informazione il fatto che secondo alcuni l'umanità, vantando una storia culinaria pari a "più" di cinquemila anni, abbia avuto per questo un'evoluzione.

L'anatomia e la fisiologia dell'uomo non sono predisposte ad un'alimentazione granivora o carnivora, da qui la necessità di

cuocere cereali così come cibi animali affinché diventino edibili e assimilabili.

Mi preme ricordare che gli uomini primitivi delle epoche più remote cambiarono abitudini alimentari perché non avevano alternative. Solo grazie a questo provvisorio cambiamento furono in grado di garantirsi la sopravvivenza, seppur a scapito in parte della loro salute.

Le generazioni moderne si possono considerare fortunate, in quanto nella condizione di poter decidere a proprio avviso cosa mangiare e quindi **determinare la propria malattia, salute o vita centenaria.**
Non si tratta di affermazioni campate in aria, bensì della reale situazione di cui io stesso insieme a molti altri sperimentatori facciamo da testimoni: **i vegani-crudisti godono di un livello di salute, sia mentale che corporea, estremamente alto, un "sentirsi bene" generale che i "tradizionalisti" non riescono ancora a concepire in quanto non hanno mai sperimentato.**

Ma cosa succedeva quando l'uomo era "appena nato"?

La dieta crudista tanti anni fa

A quando risalgono le origini della dieta crudista?

Torniamo un po' indietro...

Apparentemente **il crudismo è nato contemporaneamente alla specie umana**, ed è sopravvissuto fino ad ora arricchendosi man mano grazie a studi effettuati da vari scienziati; tuttavia le conoscenze nel campo sono ancora piuttosto limitate.

E se l'uomo potesse, evitando qualsiasi farmaco, vivere per più di 100 anni nel pieno della sua forma fisica e psicologia?

I soggetti meno contenti probabilmente sarebbero i farmacisti, che assisterebbero ad un calo di vendite... ^__^

L'uomo di oggi, sebbene bio-chimicamente e fisiologicamente evoluto, deriva dal suo predecessore primitivo di natura frugivora e crudista; ciò significa che **in origine la specie umana si alimentava di verdura, semi, frutta fresca o secca,** alimenti che la terra metteva a disposizione.

Come sostengono molti studiosi, per i nostri antenati **il fuoco era un mezzo per affrontare il freddo, scacciare i nemici e, raramente, per cucinare alimenti.**

Attenzione, si sta facendo riferimento a nostri antenati nel pieno della loro salute e con una prospettiva di più di 100 anni di vita, escludendo i primitivi più evoluti la cui aspettativa di vita, secondo le nostre nozioni scolastiche, non superava i 30 anni.

Un errore comune è quello di generalizzare su aspettativa e tenore di vita senza considerare che ogni periodo storico presentava grandi differenze a riguardo.

Ti sei mai chiesto come mai la dieta moderna sia principalmente cotta?

La spiegazione di questa nostra abitudine, che in pochi non hanno adottato, dev'essere ricercata guardando ad un passato decisamente remoto.

La paleontropologia degli ultimi tempi ci permette di capire le ragioni per le quali oggi ci alimentiamo, e in generale viviamo, in modo completamente diverso rispetto ai predecessori della nostra specie.

Come tutti sanno il nostro pianeta nel corso della storia ha subito vari fenomeni naturali tra cui glaciazioni e attività vulcaniche intense, comportando la comparsa nell'uomo di nuove esigenze come **cucinare gli alimenti per conservarli piuttosto che per poterli consumare.**

Come conseguenza di tali fenomeni naturali, alcuni cibi di cui l'uomo si nutriva come frutti e verdure scomparvero temporaneamente da determinate aree, cosicché l'uomo si trovò costretto ad alimentarsi in modo alternativo per la sua sopravvivenza: da qui la **nascita di nuove attività come caccia, agricoltura e anche cucina nel caso di cibi non edibili da crudi.**

Al giorno d'oggi la cottura, specialmente nel caso di carni e farinacei, risulta la causa principale per la quale l'uomo fatica a preservare la sua salute in modo duraturo.

Ogni affezione della nostra specie è il risultato di una **dieta sbagliata**, sebbene la gente comune vorrebbe circostanze esterne come cause.

Interessante sarebbe conoscere tali circostanze esterne, data l'assenza di affermazioni certe circa la ragione per cui queste affezioni si manifestino; non meno interessante risulta il fatto che non vi siano tuttora cure definitive, benché la medicina attuale sia molto avanzata.

Ma quando, volontariamente o involontariamente, una persona decide di sperimentare la dieta vegana, crudista o persino fruttariana, per assurdo realizza di quanto sia inaspettatamente facile e conveniente garantirsi un'ottima salute.

Andiamo a vedere cosa pensano gli esperti...

I DATI SCIENTIFICI E IL CRUDISMO

Le pagine che seguiranno andranno a elencare recenti scoperte scientifiche a dimostrazione di come una dieta crudista sia più "conveniente" rispetto a una dieta tradizionale occidentale.

Non ti obbligo di certo a credere che "ho ragione" e che non esistano ricerche scientifiche contrastanti che cercano di dimostrare il contrario...
Il mio unico consiglio è di INFORMARSI E CONOSCERE, non limitarsi a mangiare quello che *tutti* mangiano...

Cosa c'è di sbagliato nel cuocere i cibi?

Un concetto ormai noto universalmente è il fatto che **l'essere umano moderno ha smesso di agire istintivamente per lasciarsi comandare dalle pubblicità** così come da consigli o usi appresi da terzi quali specialisti o parenti.

Ecco un esperimento tanto banale quanto significativo: una bimba durante i primi anni di età, di fronte a un'arancia e a un coniglietto preferirà cibarsi del frutto e giocare con l'animale.

Giusto?

Ma cosa succede negli adulti per la maggior parte dei casi?

L'esatto opposto.

In media l'adulto desidera giocherellare con il frutto e mangiarsi il coniglio cotto…

Perché tutto ciò?

Verrebbe da dire che il gusto del coniglio crea un ricordo migliore rispetto al ricordo associato alla mela.

In realtà si spiega in una mera carenza di informazioni associata a un **fidarsi ciecamente di luoghi comuni**, le cui conseguenze non possono che essere dannose.

Mi capita pressoché giornalmente di parlare con persone che, sebbene godano di apprezzabile istruzione e mezzi economici, **non danno importanza alla loro dieta** mangiando la prima cosa che capita loro tra le mani ignari dei rischi annessi.

Per non parlare dell'ossessione per gli apporti proteici dati da carni, latticini o uova, come se invece l'alcol, le sigarette o i medicinali a scopo integrativo fossero del tutto corretti: ecco cosa succede a seguire i moderni messaggi pubblicitari e strategici in modo superficiale e privo di ragionamento.

Il modo in cui siamo soliti mangiare contribuirà a farci invecchiare presto e probabilmente a contrarre cancro, problemi cardiaci, disfunzioni insuliniche e così via.

Quante volte mi dicono "Vegetarianismo significa semplicemente animalismo" come del resto io stesso ho creduto per molto tempo.

A mio avviso questo è un punto chiave, poiché **la maggior parte delle persone è ignara del fatto che mangiare vegetariano, o ancor di più vegano, ricopre un ruolo essenziale per il nostro benessere**.

Essere vegetariano: siamo ciò che mangiamo.

Nonostante io appoggi ciò, ora non ho intenzione di dilungarmi su un analisi della dieta vegetariana in termini di rispetto per gli animali, ma piuttosto di illustrare come **il consumo di cibo di origine animale, specialmente se sottoposto a cottura, sia dannoso per l'uomo.**

Opinione comune vuole che cuocere determinati alimenti favorisca la loro digestione e uccida possibili batteri o sostanze nocive: concetto inopinabile, se non fosse che l'uomo vivrebbe decisamente meglio senza alimentarsi dei cibi in questione.

Consideriamo il caso specifico dei **cereali**: tutti sanno che per digerire e scindere più velocemente le lunghe catene degli amidi in essi contenuti, si consiglia di cuocerli, fermo restando che i cereali consumati da crudi sono comunque digeribili, sebbene più lentamente.
Quello che non tutti sanno è invece che **l'uomo non dovrebbe consumare cereali a meno che siano già germogliati e** quindi utili per determinati loro principi.

Un discorso simile si adatta anche al caso delle **uova**, le quali a crudo contengono antitripsina e avidina, sostanze piuttosto nocive che solo la cottura riesce ad eliminare.

Tutto ok, finché si ignora che **l'uomo, date le sue caratteristiche fisiologiche, non dovrebbe per nulla mangiare uova**.

In sintesi abitudine comune è cucinare cibi il cui consumo non sarebbe adatto all'uomo, quando invece **i prodotti dell'orto e del frutteto sono in grado di darci tutto quello di cui abbiamo bisogno senza essere cucinati**.

Frutta e verdura hanno in sé tutto il contenuto nutrizionale che il corpo umano necessita per stare bene, fintanto che non vengono sottoposte a cottura.

Tuttavia va detto che **cuocere il cibo è anche un piacere**, uno svago che al contempo insaporisce maggiormente gli alimenti e dona loro piacevoli aromi: sarebbe difficile rinunciare ad una storia culinaria lunga secoli e piena di connotazioni emotive.

Ad esempio a me piace cucinare il risotto al vino rosso? Che ci posso fare?

Però cerco di mangiarlo raramente e di preferire sempre frutta e verdure crude!

Certo è che **cuocere significa privare il cibo di preziose sostanze nutritive**, presenti persino nei vegetali.

Più precisamente, quando si cuoce un alimento è la componente enzimatica quella che per prima ne risente gli effetti, e considerando che il nostro corpo necessita di ben più di 800 **enzimi** per digerire bene, personalmente trovo impressionante il fatto che questi vengano tutti **denaturati in seguito a cotture di oltre 40°C.**

Le componenti enzimatiche del cibo crudo

Qualsiasi creatura, umana o animale, viene al mondo completa di un **corredo enzimatico "a esaurimento"**.

Più il tempo passa e più tale corredo viene consumato, con un conseguente indebolimento delle nostre difese immunitarie.

Da qui il più frequente manifestarsi di **malattie durante la vecchiaia**, fase che in questo modo diventa via via più rapida.

L'usanza di cuocere il cibo e di lavorarlo con additivi chimici, alcool, droghe, farmaci e cibo spazzatura come patatine fritte, dolci, bibite gassate e merendine, riduce mano a mano la nostra limitata riserva di enzimi.

Come fare or dunque?

Basta consumare cibi vegetali a crudo e il nostro corpo, grazie agli enzimi digestivi assunti in questo modo, può prevenire l'esaurimento del corredo enzimatico.

L'organismo umano, se sottoposto per una vita al consumo di

grosse quantità di alimenti cotti, specialmente in associazione ad una carenza di consumo a crudo, andrà necessariamente incontro a un esaurimento degli enzimi che servono per il metabolismo, poiché essi dovranno compensare la mancanza di quelli derivanti dall'alimentazione che servirebbero per la digestione.

E' più semplice comprenderlo che spiegarlo, ma è un concetto fondamentale che rende l'uomo consapevole della **stretta relazione tra deficit di enzimi metabolici e problemi fisiologici quali organi malfunzionanti, inattività delle ghiandole, anomalie del sistema nervoso e in generale scarsa salute.**

Consci di ciò, sarebbe ridicolo stupirsi di fronte ad un invecchiamento precoce e problematico.

Penso a questo punto di avervi illustrato chiaramente cosa succede con una cottura a più di 40 gradi centigradi: una denaturazione di tutta la componente enzimatica del cibo che mette il nostro corpo in condizione di rivolgersi al proprio corredo enzimatico limitato.

A questo si aggiunge un secondo danno causato dal mangiare cotto, ovvero gli organi adibiti alla digestione si dilatano, specialmente il pancreas, comportando il rischio di future problematiche severe, talvolta anche ricorrenti.

Sebbene molte persone sottovalutino il loro ruolo essenziale, **gli enzimi ci permettono di prevenire così come combattere le affezioni**, rappresentando la base delle nostre difese immunitarie e la chiave per sopravvivere e stare bene.

Lo stesso sistema nervoso centrale dipende dagli enzimi.

Quello che la cottura elimina, va tutto perso...

Cuocere il cibo significa privarlo della maggior parte delle sostanze nutritive tra cui le vitamine A, C, B1 e D, così come causare la precipitazione dei suoi sali minerali che in questo modo si trasformano in inorganici ovvero non assimilabili dal corpo umano.

Solo dentro ai cibi non cotti e freschi troviamo le "**vitalie**", ossia nutrienti come *enzimi, oligoalimenti, auxoni e sostanze coinvolte nel saprofitismo eubiotico.*
Tali **vitalie** sono di estrema utilità per i processi biologici umani.

Nonostante le antiche origini delle nostre scorrette abitudini alimentari, il nostro corpo non ha mai smesso e mai smetterà di distinguere il cibo buono, quello fresco che ci permette di rimanere sani e "vitali".

La dieta crudista e la leucocitosi digestiva

Alcuni studi asseriscono che, in seguito ad un consumo di alimenti cotti, il numero di leucociti sanguigni cresce enormemente passando da cinque mila a più di venti mila: il nome scientifico di quello che secondo la medicina tradizionale è del tutto regolare corrisponde a leucocitosi digestiva.

Di regolare, in effetti, c'è ben poco, altrimenti lo stesso fenomeno avverrebbe anche in seguito ad un consumo di alimenti a crudo.

É noto a tutti che **i globuli bianchi difendono il nostro corpo dalle minacce esterne e patogene.**
Questo spiega come mai durante la leucocitosi digestiva (massiccio incremento di globuli bianchi) <u>il nostro corpo considera i cibi cotti consumati come una minaccia imprevista da combattere.</u>

In altre parole, l'organismo umano considera **gli alimenti cotti come nocivi, quali effettivamente sono, a differenza della nostra psiche che li vorrebbe salutari.**

In sostanza, l'aumento dei leucociti dà un'evidenza di come i cibi cotti siano malsani!

La leucocitosi digestiva, quando protratta nel tempo, porti a problemi e peggioramenti spesso severi dello stato di salute corporea, indipendentemente dal fatto che si tratti di specie umana o meno.

L'organismo umano percepisce correttamente come minaccia ogni cibo ingerito che in precedenza è stato trattato artificialmente, ad esempio cotto, in quanto il suo contenuto è stato modificato chimicamente in maniera definitiva.

Il nostro corpo è intelligente e dobbiamo amarlo, non torturarlo come stiamo facendo!

Coloro che si cibano esclusivamente di frutta e verdura non cotta, non andranno incontro a leucocitosi, fenomeno che secondo gli studi può anche essere contrastato consumando una porzione di vegetali crudi prima di un pasto che ha subito la cottura. I dati parlano da sé!

La dieta crudista è un toccasana ed è alla portata di tutti: non pensare sia difficile!

E' doveroso che ogni persona inizi ad accettare la realtà, ovvero che **essere predisposti a un'alimentazione crudista** è una caratteristica naturale dell'organismo umano che mai si muterà, nonostante l'arte della cucina abbia una storia lunghissima alle spalle.

Di fronte a un'ennesima evidenza chiamata leucocitosi digestiva, non può che risultare chiaro e inopinabile come la specie umana sia per natura esclusivamente crudista.

Non voglio imporre il mio pensiero.
Non sono nemmeno un crudista al 100%.
Eppure sono convinto che un'alimentazione crudista possa giovare moltissimo alle nostre vite e farci risparmiare un sacco di rogne e qualche soldo (a medio/lungo termine).

Detto questo, torniamo a noi…

Una domanda interessante da porsi è quale sia la ragione per cui **noi umani, a differenza di qualsiasi altra specie animale, consumiamo alimenti cotti.**

La risposta della maggior parte delle persone è che la cottura, ideata dall'uomo in quanto più evoluto intellettualmente, serve a garantire condizioni di vita migliori.
Sul "più evoluto intellettualmente" ci sarebbe da discutere, dati gli evidenti gravi danni che gli alimenti cotti provocano all'organismo umano.

C'è di buono che l'era moderna è ormai esente dalle passate

catastrofi climatiche e grazie a questo equilibrio **l'uomo ha a disposizione prodotti vegetali in abbondanza da consumare a crudo.**

Sembra paradossale che, nonostante le scienze dell'alimentazione siano oggi davvero avanzate e abbiano ampiamente dimostrato tali rischi, l'uomo si rifiuti di rinunciare ai cibi cotti o di natura animale.

Ecco il paradosso: a quanto pare **siamo più golosi che preoccupati del nostro benessere corporeo.**

Eppure, osservando al presente gli effetti di un'alimentazione a cotto lunga secoli, quasi certamente nessuno affermerebbe di sentirsi soddisfatto della propria salute e di quella dei propri parenti e amici, o sbaglio?
Osserva gli animali e fatti un po' di domande...

Il motivo per cui scrivo non è quello di guadagnare quei 2€ a libro, quanto quello di migliorare la vita dei miei lettori rendendoli più consapevoli.

Dei numerosi studi condotti in modo autonomo sulle ragioni di un'alimentazione crudista, nessuno ha mancato di affermare la stessa conclusione, ovvero che **i cibi crudi sono la scelta migliore**.

Ulteriori aspetti del cibo cotto a confronto col cibo crudo

La cottura di alimenti (comprese frutta e verdura) ne comporta la **denaturazione, privazione di vitamine, inorganicazione e impossibilità assimilativa.**

Cuocere non significa, come la maggioranza pensa, rendere più digeribile, ma al contrario allungare i tempi del processo digestivo (escluse poche eccezioni tra cui le patate).

Ricapitolando quanto sopra, **la cottura distrugge pressoché completamente il contenuto vitaminico,** risparmiandone una minima percentuale che comunque si manterrà per poco ancora, ecco perché il mio suggerimento è, per chi non riesce a rinunciare alla cottura, almeno un consumo immediato.

Secondo diverse sperimentazioni scientifiche, la verdura che presenta **foglie verdi** ha un alto **potenziale antiscorbutico** che però si indebolisce in seguito a cottura, essenzialmente per via dell'eliminazione di vitamina C (caratterizzata da termolabilità).

Nel caso specifico del **cavolo** invece, una leggera scottatura determina solo una **parziale eliminazione di vitamina C**, invece la cottura per diverso tempo ne determina la totale eliminazione.

La "clorofilla", che come sappiamo alimenta e tiene in vita i vegetali, viene **degradata** totalmente se cotta: uno dei possibili processi chimici comporta la sostituzione di un atomo di magnesio con uno di idrogeno con conseguente formazione di feoftina, elemento che il nostro corpo non è assolutamente in grado di assimilare.

Un fenomeno evidente riguarda tutti i tipi di **semi o legumi** che, sebbene prima e dopo la cottura abbiano le medesime qualità chimiche, *una volta cotti non sono più in grado di germogliare.*

Ti invito a fare una riflessione: l'essere umano avrebbe speranze di vivere se la temperatura del suo corpo fosse oltre i 40°C?

A volte dei semplici ragionamenti, ci aprono mondi…

Riassumendo, mi sento di poter affermare che **cuocere, nei pochi casi in cui non rende i cibi nocivi, ne elimina comunque l'utilità nutrizionale**: ecco perché i praticanti di diete vegetariane o vegane, persino a base esclusivamente bio, non fanno abbastanza per garantirsi uno stato di benessere totale.

Il lato positivo è che, anche se involontariamente, l'uomo si alimenta di crudo piuttosto spesso, grazie a frutta e verdura fresche.

Cuocendo i cibi persino il contenuto proteico viene denaturato poiché si disintegrano le catene amminoacidiche; quando invece bolliamo i cibi, l'acqua di bollitura sottrae molte sostanze nutritive mentre il contenuto vitaminico, coagulando, non può essere più assorbito dal corpo umano.

E' chiaro che **cuocere in maniera più aggressiva come per esempio alla griglia, arrostendo, friggendo o tostando è ancor più pericoloso, data la formazione di tossine quali ad esempio terilene, benzopirene e benzoantracene che possono provocare tumori.**

Anche l'OMS ultimamente ha asserito e ribadito che un consumo di tali carni lavorate può provocare gravi malattie...

E' inspiegabile il fatto che molte persone siano convinte di poter rendere i cibi più digeribili se cotti, dato che come ben si sa le proteine vanno incontro a flocculazione a partire da 60°C, superati i quali subiscono la completa coagulazione.

La dieta crudista è semplice da applicare, fa risparmiare un sacco di tempo, è naturale al 100%, è evidentemente avulsa da ogni tipo di cottura: eppure **più del 95% delle persone mangia regolarmente cibi cotti.**

Ma tornando alla carne alla griglia tanto amata, a seguito delle suddette modificazioni chimiche, i succhi gastrici non sono più in grado di agire sui nutrienti, e il contenuto fosfatico da organico diventa inorganico.

Il corpo umano assume in modo qualitativamente e quantitativamente corretto tutti i nutrienti di cui necessita solo con un consumo di cibi crudi vegani, ovvero incentrato sulla frutta.

Come assai noto agli esperti di igiene, diversamente dai vegetali gli umani non riescono ad utilizzare sostanze saliniche e minerali in forma inorganica, anche se a tal proposito dovrei dilungarmi troppo data l'ampiezza dell'argomento, perciò invito i miei lettori a un appassionante approfondimento attraverso internet.
Basta andare su Google e inserire termini quali "uomo sali minerali inorganici" oppure "sostanze saliniche e minerali in forma inorganica".

Cuocere: cosa succede ai lipidi?

Altrettanto interessante è osservare cosa succede ai lipidi quando cotti ad elevati gradi.

L'alta temperatura trasforma i lipidi da sostanze utili a tossine: inizialmente essi si ossidano, mentre se li si continua a cuocere danno luogo ad acidi grassi a catena corta così come alla formazione di un elemento altamente tossico, specialmente rispetto al fegato, di nome acroleina.

L'acreolina ostacola il processo digestivo dei grassi impedendo il lavoro degli enzimi, e rilasciando allo stesso tempo una sostanza volatile che causa severe irritazioni.

In aggiunta, il calore fa mutare acidi grassi insaturi di fondamentale funzione nei rispettivi isomeri, in quali non presentano più alcuna utilità per l'organismo.

La dieta crudista e i sali minerali in forma inorganica

Cuocere è dannoso anche per i sali minerali, come si osserva nel caso della carne: se la cuociamo ne consegue una eliminazione di sali minerali che può arrivare al 70%.

La cottura delle carni, che tra parentesi secondo sempre più studiosi non sarebbero neanche adatte al consumo umano, ne aumenta le proprietà acidificanti, minacciando quella stabilità tra acidi e basi di cui il nostro corpo ha tanto bisogno per stare bene.

Il bilanciamento tra acidi e basi nell'organismo umano è fondamentale, e tutti farebbero bene a saperlo al fine di capire maggiormente il funzionamento del proprio corpo.

Rimanendo in tema di minerali, se si prova anche a immergere delle patate in acqua tiepida, si osserverà una perdita di sali minerali per il trentotto percento.

Allo stesso modo, **qualsiasi verdura sottoposta a bollitura cede all'acqua pressoché tutti i sali minerali organici.**

Secondo talune prove scientifiche, cuocere cavoli o spinaci ne provoca la perdita di nutrienti per più del quaranta percento; nello specifico, cuocere il cavolo porta all'eliminazione di protidi e di contenuto fosforico per il 60%, ferro per il 65% e calcio per più del 70%.

Riflettiamo...

MANGIARE INSALATA SENZA CONDIMENTI? CHE SCHIFO!

Adesso che abbiamo trattato l'aspetto scientifico e "tecnico" riguardo ai cibi crudi, passiamo a un aspetto meno importante, ma più allettante....

La dieta crudista e i sapori

Sapori affievoliti o sapori autentici: cosa preferisci?

Ti sei mai chiesto perché al giorno d'oggi quasi ogni alimento contiene zuccheri aggiunti, sale aggiunto, strani oli aggiunti *et cetera?*

Gli alimenti, privati di contenuto salinico durante la cottura, perdono anche il sapore, non a caso si è soliti fare grande uso di sale per insaporire le pietanze.

L'atto di salare eccessivamente si evidenzia dopo aver "bruciato" le proprie papille gustative, necessarie per percepire i sapori reali del cibo, anche crudo, che in questo modo diventa insipido.

Fortunatamente c'è un **rimedio** a questo temporaneo deficit, attraverso una **rieducazione dell'apparato gustativo** che tornerà così a riconoscere i diversi sapori.

Sì, hai capito bene, **esiste un rimedio per tornare a riassaporare i gusti autentici dei "frutti della terra"** e funziona nel 99% dei casi.
Un rimedio che ti rimetterà in sesto, totalmente (o quasi)!
Ti farà virare verso il tuo peso forma e ti farà sentire meglio a livello di benessere generale – con tutte le benefiche modificazioni che ne conseguono anche a livello mentale e spirituale.

Il rimedio prevede l'**abolizione del sale per 21 giorni**, che porterà a conseguenti miglioramenti del nostro corpo (come eliminazione di liquidi in eccesso e quindi di chili in eccesso) assieme alla riabilitazione della funzione delle papille gustative.

Lo so, sembra fin troppo facile, eppure funziona: provare per credere!!!

I vegetali e il loro ruolo chiave per le nostre vite

In sintesi, **mangiare crudo e vegano è davvero essenziale per vivere bene**, infatti solo tramite frutta e verdura è possibile la trasformazione di sostanze da inorganiche a organiche, cosicché il nostro corpo possa assorbire anche ciò che in principio non era assorbibile.

Diversamente dai vegetali, gli uomini non sono in grado di alimentarsi in modo diretto da sassi (non solo per via dei denti) o dalla terra, ma tali materie prime possono essere assorbite solo in seguito ad organicazione, processo che unicamente frutta e verdura sono in grado di attuare.

Bisogna tuttavia tenere presente che cuocere frutta e verdura a più di 40°C ne elimina tale proprietà, in quanto l'elevata temperatura fa sì che diversi nutrienti vengano inorganicati e di conseguenza resi nocivi.

Ormai l'hai capito, inutile continuare a ripeterlo! ^__^

La dieta crudista e i media

I messaggi pubblicitari e divulgatori che sono attualmente trasmessi riguardo all'alimentazione, vuoi per ingenuità vuoi per interessi (soprattutto!), spingono sempre più le persone a ricorrere a **rischiosi regimi alimentari, che a lungo termine potrebbero portare alla morte.**

Personalmente sto aspettando con impazienza il festoso giorno in cui media e voci "esperte" si decideranno a spiegare, ampiamente e chiaramente a tutti, ciascuno dei **numerosi benefici che il crudismo comporta**: allora non sarà più necessario che io scriva questi libri sull'argomento!
Tuttavia, a mio parere, dovremo aspettare parecchi anni e collaborare tutti insieme per far sì che queste informazioni vengano diffuse.

Questo ebook ha proprio lo scopo di informarti sui benefici di una dieta crudista, ma soprattutto ha lo scopo di **spingerti a intraprendere questa strada affascinante e salutare!**

Effettivamente abbiamo già alcune voci dall'ambiente scientifico, medico e specialistico a supportare le mie stesse affermazioni, tuttavia per raggiungere il grande pubblico sarà necessario conquistare anche i giornali e la televisione (credo che conquistare il Kindle Store non sarà sufficiente! ^__^).

Gli interessati a un'informazione attendibile si trovano a dover consultare volumi specifici dell'argomento o setacciare internet. Nel secondo caso, dati gli innumerevoli siti e pagine non sempre attendibili tra cui districarsi, è necessario armarsi di pazienza, attenzione e impegno, e non tutti sono disposti a questo.

Sono pronto a scommettere che a breve qualsiasi persona potrà accedere a tale dispensa "celata" di informazioni, in modo molto simile a quanto accaduto con il tabagismo.

Per coloro che comprenderanno e metteranno in pratica questi consigli gli anni a venire saranno segnati da benessere, salute e pace generale.
Ciò di cui mi occupo attualmente è promuovere e velocizzare questo processo cercando di arrivare con le mie parole ad un vasto pubblico di lettori intelligenti e volenterosi.

La dieta crudista e gli stereotipi

Il luogo comune "cuocere gli amidi = renderli più digeribili"

Come provato scientificamente, la trasformazione del contenuto amidico in destrine avviene solo per una minima percentuale attraverso la cottura, mentre gran parte del processo si deve alla saliva (o meglio ptialina salivare) mentre mastichiamo il cibo: da qui il comune consiglio di **consumare i cibi lentamente e masticando davvero a lungo.**

Cuocere cibi a contenuto glucidico ne diminuisce la digeribilità in quanto vengono saturati di acqua e resi meno lavorabili dalla saliva.

Intuitivamente verrebbe da pensare che le verdure crude siano molto meno digeribili di quelle cotte, vero?

Mettiamoci in testa, una volta per tutte, che non è così!

Se vi fossero ancora persone certe del fatto che gli alimenti cotti si digeriscano meglio dei crudi, tengano presente che per digerire un cavolo crudo servono un paio d'ore, che diventano più di 4 in seguito a bollitura.

E crudo sia, ma senza rinunciare a gusto e qualità

Prediligere, all'interno del crudismo, la **frutta fresca** è ben oltre un semplice e comune suggerimento, in quanto determina la risoluzione di disturbi salutari.

Lo sai che esistono non solo i crudisti (o gli aspiranti tali), ma addirittura i **fruttariani**?
Questi ultimi, presi in giro dal senso comune, con tutta probabilità sono invece i più **saggi**!

La dieta perfetta deve necessariamente contenere cibi freschi tra cui frutta fresca (in primis!), verdura, frutta secca e noci.

Non stiamo parlando di una corrente modaiola che lascia il tempo che trova o di estremismo alimentare, piuttosto di come l'uomo dovrebbe per natura cibarsi.

Ovviamente rinunciare a tradizioni di una vita e sapori preferiti è tutt'altro che facile per la nostra psiche, tuttavia **chi mangia crudo non è necessariamente condannato a tristi insalate senza olio, aceto e sale, né si deve accontentare della solita mela.**

Ti voglio rassicurare: <u>esistono tante alternative saporite e contemporaneamente sane</u>.

Le diete crudiste o a base di frutta (fruttariane) sono caratterizzate dall'essere semplici, ragione per cui si dimostrano la scelta più corretta in termini di salute, ma non solo.
Se sei un pigrone come me, ti accorgerai che diventare crudista o fruttariano ti lascerà moltissimo tempo libero per coltivare le tua passioni!

Non dovrai più prepararti i pasti da portare al lavoro!
Non dovrai più prenderti il tempo (circa un'ora) per prepararti la cena!
Non avrai più bisogno di una cucina tradizionale!
Non avrai più bisogno del gas per scaldare i cibi!
Non avrai più bisogno di una lavatrice per pulire padelle, pentole...

Sembra così difficile e complesso passare a un regime crudista, quando in realtà è un passo rapido, indolore e salutare verso il benessere tuo e di chi ti circonda!

Attualmente, persino nel nostro paese, cresce continuamente il numero di cuochi del crudismo, che insegnando le loro tecniche "culinarie" per i cibi crudi a tantissimi interessati contribuiscono anche a migliorare le loro condizioni di salute.

Come al solito, ti consiglio di "googlare" un po' in cerca di blog sull'argomento!

Di recente, grazie agli studi che gli esperti hanno effettuato in ambito alimentare, e che io e alcuni miei collaboratori abbiamo testato persino in prima persona (salvo qualche pranzo o cena con amici o colleghi, da più di 2 anni la mia alimentazione è quasi esclusivamente a base di frutta fresca e verdure quasi sempre crude), ho realizzato che alcune ricette "*raw*" eccezionali per bontà e diversi altri aspetti, sono pressoché sconosciute e quindi non apprezzate tra la gente.

Anch'io ero solito pensare ai crudisti come a dei tipi strani e magrissimi che si cibavano di insalata senza condimento.

Poi ho scoperto che non è affatto così!

Ci sono un sacco di ricette gustosissime!

Come l'ho scoperto?

Ho cominciato a ricercare ristoranti vegani nella mia regione e mi sono recato in essi ordinando esclusivamente cibi crudi (purtroppo non esistono ancora ristoranti "vegan raw" o "raw vegan" che dir si voglia).

Ti consiglio di fare lo stesso: ti si aprirà un mondo, un universo di sapori e odori fantastici che ti aiuteranno a questa transizione.

Non aspettare di ammalarti: passa subito da un'alimentazione tradizionale (spesso cancerogena e/o ingrassante) a un'alimentazione crudista salutare e, nella maggior parte dei casi, dimagrante.

Come posso convincerti?

Prima ero ignorante e forse anche un po' scettico, ma ora mi è chiaro che di fronte a golosità, dipendenza da primi piatti con sughi estremamente ricchi od ossessione per i dolciumi **serve a poco il dialogo e la spiegazione di tutti i pro che la dieta cruda implica.**

Raramente qualcuno riesce a prestare attenzione e approfondire la questione convincendosi che un cambiamento è opportuno, nella maggior parte dei casi la scelta è perseverare con una dieta "gustosa" ma nociva con la consapevolezza che porterà all'insorgere di malattie.

Solo una volta ammalate le persone si convincono a ragionare e attuare un cambiamento, ma come si suol dire "prevenire è meglio che curare".

Infatti sarebbe opportuno cominciare presto a seguire una dieta sì gustosa ma altrettanto salutare al fine di mantenere uno stato di benessere.

Non dico di essere subito drastico in questo cambiamento, ma fai come ho fatto io: stasera o al più domani, recati in un ristorante vegano e ordina un paio di pietanze crude.
Capirai non solo col cervello, ma anche col tuo corpo, quanto può essere piacevole assaporare certi cibi.
E ti posso assicurare che non sentirai lo stomaco sotto-sopra, scombussolato, rivoltato e gonfio, ma dopo cena ti sentirai leggero e attivo.

Non credere alle mie parole: PROVA!

Ho capito quanto importante sia l'aspetto gustativo, e in alcuni casi anche l'emulazione dei sapori tipici del cotto, per "ricette" crudiste di grande successo tra la gente.

Sono convinto che in futuro, più di metà della popolazione adotterà un'alimentazione crudista.

Perché?
Perché verranno divulgate le "scoperte scientifiche" che ho elencato in questo libro (e tante tante altre!).

Perché?

Perché la sanità pubblica non riuscirà più a curare tutte le malattie e i governi capiranno che "prevenire è meglio di curare".

Già lo sanno, ma ragionano solo in termini economici di breve durata: sanno che a loro conviene vendere cibo spazzatura per far girare l'economia!

Soltanto che se continuano così, la sanità pubblica diventerà privata e solo i ricchi potranno curarsi (e informarsi su quali siano i veri cibi sani...).

Fate girare questo mio libro!

Fallo girare, anche gratis e piratato (non m'importa!), crea il passaparola!

Ci stiamo avvelenando!
Meglio: ci stanno avvelenando!

Informati, conosci, studia, prova, ragiona: non credere alle mia parole, informati tu stesso/a e poi decidi cosa sia meglio per te e i tuoi figli!

Scusa lo sfogo, ma quando ci vuole, ci vuole! ^__^

Non c'è dubbio che tale **rivoluzione alimentare** sarà – ahimè – un processo lungo, che dipende dal grado di informazione della gente, rispetto al quale mi sento ottimista visti i progressi che annualmente si evidenziano nella divulgazione della dieta crudista.

<u>La dieta crudista e i suoi "perché"</u>

I motivi per cui bisogna introdurre più crudo nella dieta

Per coloro che non sono in grado di privarsi all'improvviso del cibo cotto, **il mio suggerimento è un'introduzione progressiva di cibi crudi,** ovvero maggiori quantità di verdura e specialmente di frutta.

Quando mangiare la frutta?

<u>La frutta mangiata almeno una mezzora (meglio un'ora) prima dei pasti!</u>

Unico avvertimento infatti, per evitare di disturbare i processi digestivi di altro cibo, è quello di consumare la frutta tra un pasto e l'altro.

Se non ti convince o non ti piace tale avvertimento, sappi che esistono eccezioni.

Mele e ananas (e pure la papaia!) si adattano a un consumo a fine pranzo o cena.

Almeno cinque (meglio 7) sono le razioni di frutta che si consiglia di mangiare ogni giorno.

Ripeto: **mangia 7 porzioni di frutta durante il giorno.**

Cosa fare oltre a questo?
E se non volessi abbandonare la cottura?
Non c'è una via di mezzo?

Non te lo consiglio, ma se proprio non riesci a passare a un regime crudista, usa i seguenti accorgimenti...

Nel caso non ci si senta pronti ad abbandonare definitivamente la cottura, la si dovrebbe perlomeno **limitare in intensità e durata**, in modo che i cibi mantengano parte dei loro nutrienti.

Le insalate dovrebbero sempre essere il primo alimento di ogni pasto, mentre il cibo cotto andrebbe il più possibile evitato o, nel caso sia presente, mangiato non più di una volta al dì e se possibile a cena.

Se sei in salute, il passaggio al nuovo tipo di alimentazione può essere rapido.

Quando si dispone di un corpo in buono stato salutare e senza complicazioni della digestione, abbandonare i cibi i cotti e diventare crudista è piuttosto semplice, a differenza di situazioni corporee più problematiche che richiedono invece diversi accorgimenti e un cambiamento più graduale.

Un cospicuo consumo di frutta e verdura crude a cui non fa seguito alcun tipo di problema salutare, si verifica quando la persona interessata gode di un equilibrio intestinale e benessere generale.

Sei hai problemi di digestione o altro...

Le situazioni più critiche, nelle quali il cotto va sostituito col crudo in maniera progressiva, corrispondono ad esempio ad eccessiva magrezza o grassezza, fragilità intestinale o capacità di digestione ridotta.

Il consiglio è sempre quello di rivolgersi a uno specialista di alimentazione, se reputi i tuoi problemi legati al cibo o alla tua salute piuttosto gravi e importanti.

Tuttavia nessuno dei casi sopra esposti sono incompatibili con il crudismo, ma semplicemente andranno affrontati con un aumento progressivo degli alimenti crudi per abituare gradualmente l'intestino a funzionare con un regime alimentare diverso.

Ma alla fine... cos'è il crudismo?

Il crudismo non è una religione, ma non è neanche solo una semplice dieta.

I benefici e cambiamenti che apporta sono moltissimi e inimmaginabili quando si decide di intraprendere tale scelta alimentare.

Descrivere il crudismo con le parole dieta, salute e cura sarebbe riduttivo, considerando gli innumerevoli episodi di miglioramento salutare che si sono verificati da ogni parte del mondo.

Piuttosto, **lo si potrebbe descrivere come stile di vita** che ha reso ottimale la mia stessa salute e quella di tanta altra gente... e che renderà ottimale anche la tua!

Credici e metti in pratica ciò che hai imparato sin da subito!
Dove? Quando?
Qui e ora!

CONCLUSIONI

Ora hai a disposizione tutto ciò che ti serve per iniziare a mangiare crudo.

Ma prima di terminare questo ebook, ho bisogno di dirti ancora una cosa: non lasciare che quelle che hai letto siano solo parole, trasformale in **azioni**!

Il mio compito non è tanto quello di informarti, quanto quello di spingerti ad agire, a migliorare la tua vita, a farti crescere un passo per volta fino a raggiungere un livello che ti soddisfi pienamente.

Vivere bene non è un diritto, è un dovere.

Meriti di vivere serenamente e felice.

<u>Ricorda</u>: ***ogni volta che avrai mangiato crudo, avrai iniziato la giornata col piede giusto!*** :-)

ME LO FAI UN FAVORE? ^__^

Questo EBOOK ti è piaciuto?

Lasciami una recensione: <u>https://www.amazon.it/review/create-review#</u>

<u>Vuoi leggere altri libri come questo GRATIS?</u>

Iscriviti alla mia newsletter: <u>bit.ly/miglioralatuavita</u>

Saprai per primo se ci sono **promozioni** (spesso gratuite!) dei miei libri bestseller e nuove uscite!

*Inoltre riceverai subito il link per scaricare un **ebook gratuito**!*

Grazie e...a rileggermi! :-)

E adesso... un po' di ricette "crudiste" e non...

Le 10 migliori ricette vegetariane per pigroni (come me)

by

P.L. Pellegrino

http://bit.ly/miglioralatuavita

Copyright 2015

NOTE DELL'AUTORE: DISCLAIMER & COPYRIGHT

Le informazioni riportate non sono consigli medici e potrebbero non essere accurate. I contenuti hanno solo fine illustrativo e non sostituiscono il parere medico.

L'autore di questo libro non dispensa consigli medici né prescrive l'uso di alcuna tecnica come forma di trattamento per problemi fisici e medici senza il parere di un medico, direttamente o indirettamente. L'intento dell'autore è semplicemente quello di offrire informazioni di natura generale per aiutarti nella tua ricerca del benessere fisico, emotivo e spirituale. Nel caso in cui dovessi usare le informazioni contenute in questo libro per te stesso, che è un tuo diritto, l'autore non si assume alcuna responsabilità delle tue azioni.

Questo libro può contenere voci su argomenti medici, curativi, o riconducibili a pratiche con scopi terapeutici (pseudoscienza, medicina popolare, ecc.): non sussiste alcuna garanzia che le informazioni riportate siano accurate, corrette, precise o che non contravvengano alla legge. Inoltre, anche se l'informazione fosse da un punto di vista generale corretta, potrebbe non riferirsi ai sintomi manifestati da parte di chi legge. Ancora, persone diverse che presentino gli stessi sintomi molto spesso necessitano cure differenti, per via della complessità di alcuni casi clinici.

Le informazioni fornite sono di natura generale e a scopo puramente divulgativo, pertanto non possono sostituire in alcun caso il consiglio di un medico (ovvero un soggetto abilitato legalmente alla professione), o, nei casi specifici, di altri operatori sanitari (odontoiatri, infermieri, psicologi, farmacisti, veterinari, fisioterapisti, etc.).

Le nozioni e le eventuali informazioni riguardanti procedure mediche, posologie e/o descrizioni di farmaci o prodotti presenti nelle voci hanno fine unicamente illustrativo e non permettono di acquisire la manualità e l'esperienza indispensabili per il loro uso o la loro pratica. La Legge italiana obbliga colui che osservi persone in condizione di rischio di vita a prestare soccorso nei limiti delle proprie capacità; si tenga però presente che manovre errate o inappropriate possono causare lesioni gravi permanenti o il decesso, e che di questi esiti infausti risponde chi sia eventualmente intervenuto.

L'autore non può esser ritenuto responsabile dei risultati o le conseguenze di un qualsiasi utilizzo o tentativo di utilizzo di una qualsiasi delle informazioni pubblicate: nulla può essere interpretato come un tentativo di offrire un'opinione medica o in altro modo coinvolta nella pratica della medicina.

Perché conviene mangiare a casa?

Ormai è noto a tutti: se si mangia troppo spesso fuori casa si mettono a rischio linea e salute.

I piatti preparati nei ristoranti sono quasi sempre più calorici, carichi di grassi di dubbia qualità (a voler essere buoni) e a volte abbondanti (con conseguenze ovvie), altre volte troppo scarsi (costringendoci a mangiare pane e grissini).

Ma soprattutto non sappiamo dove vengono comprati gli ingredientri con cui li preparano...

Un trucco per raggiungere il peso forma?

Cercare il più possibile di fare colazione, pranzare e cenare a casa.

Non lo penso solo io, ma esistono studi che dimostrano che nei bar e nei ristoranti, mediamente, c'è un consumo eccessivo di grassi e carboidrati, a scapito di vitamine, proteine e minerali.

Le ricerche?

Come ha riscontrato una ricerca condotta su otto mila persone dalla City University of New York, rispetto a chi mangia spesso a casa propria (o di amici), chi durante la settimana mangia sei o più volte in una trattoria o ristornate o – peggio – in un bar, ha più spesso problemi di peso.

Si stima nell'arco di alcuni anni è facile accumulare anche quattro o cinque chili solamente a causa di questa cattiva abitudine.

Oltre ai problemi di peso, le conseguenze di un'alimentazione extra-casalinga sono "colesterolo buono" basso e una concentrazione inferiore nel sangue di nutrienti come vitamina C, vitamina E e minerali (soprattutto calcio e magnesio).

Molte malattie scaturiscono proprio da un sovrappeso o una carenza di nutrienti.

Che fare?

Continuiamo con la lettura e lo scopriremo assieme.

Osserva Ashima Kant, coordinatrice dello studio suddetto: «I piatti dei menu dei ristoranti sono spesso più calorici, ricchi di grassi e sale di quelli cucinati a casa propria; le porzioni possono essere più grandi, e fuori casa si tende a non abbondare in frutta, verdura e cereali integrali. Le conseguenze si fanno sentire soprattutto nelle donne e in chi ha superato i cinquant'anni».

Visto che da ormai decenni in Italia la percentuale di chi mangia regolarmente fuori casa, nonostante la crisi persistente, è aumentata... ci sarebbe da preoccuparsi. Anzi non "ci sarebbe", "c'è" davvero da preoccuparsi.

Ecco perché ho deciso di scrivere questo libro!

Sempre la dott.ssa Kant prosegue: «Naturalmente non bisogna demonizzare ristoranti, bar, mense, trattorie e osterie. I nostri dati sottolineano però che **se si deve mangiare spesso fuori casa è essenziale fare particolare attenzione alle proprie scelte**, leggendo con cura i menù e cercando di variare i piatti: <u>sì ad esempio alle mezze porzioni, evitando salse caloriche e cotture poco salutari come le fritture, e preferendo la frutta come dessert.</u> L'obiettivo è un'alimentazione bilanciata, che fornisca tutti i nutrienti necessari».

Parole, parole, parole... il problema è: "metteremo in pratica quanto letto qui sopra?"
Proseguiamo a leggere e vediamo!

In media, chi esce spesso consuma circa 200 calorie in più e una ventina di grammi di zuccheri in più di chi ama cucinare a casa e ha dimestichezza con le ricette.

Un'indagine pubblicata sul Public Health Nutrition infatti afferma che analizzando le abitudini di oltre 9.000 persone, Julia Wolfson, della Johns Hopkins Bloomberg School of Public Health, ha verificato che cenare a casa con piatti preparati da sé o da un familiare significa mangiare meglio e più sano.

Dice J. Wolfson: «Cucinare a casa almeno sei sere a settimana significa introdurre meno carboidrati, zuccheri e grassi rispetto a chi non ha l'abitudine di stare ai fornelli o lo fa poche volte. Non solo, chi ama cucinare utilizza meno i piatti pronti o surgelati e, quando esce a cena, preferisce i buoni ristoranti al cibo di scarsa qualità».

Certo, sono statistiche, ma io amo le statistiche e credo vadano analizzate e studiate attentamente.

Stare in cucina davanti ai fornelli e preparare qualcosa di sano è quindi un modo semplice e divertente per un'alimentazione buona e salutare.

Infatti oltre a quanto detto, c'è da dire che cucinare stimola a utilizzare ingredienti freschi.

Insomma a quanto pare, ci sono tantissimi "pro" e pochissimi "contro".

Impariamo a risparmiare e mangiare sano, cucinando a casa!

Intro

Ecco per te 10 ricette sane e gustose di cui non potrai fare più a meno. Il piacere del cibo è un bene prezioso e irrinunciabile. Tuttavia esistono dei piatti molto leggeri e sani che **ti permettono di mantenere la linea senza rinunciare al piacere del gusto.**

Elaborare un piatto sano ti permetterà di condurre una dieta con pochi grassi mantenendo però tutti i principi nutritivi del tuo organismo. Inoltre potrai proporre questi stessi piatti anche ai tuoi bambini, evitando cibi ricchi di grassi e riscoprendo il piacere dei cibi semplici e genuini.

Ora ti presenterò delle ricette scelte per **migliorare la tua salute e regolarizzare il tuo peso forma.**

Si tratta di poche ricette semplici, veloci, sane e con un tocco di classe!

Perché così poche?

Perché questo ebook si propone di darti delle indicazioni per la tua dieta, **facili da riprodurre e memorizzare.**

Dedicati a mettere in pratica le indicazioni di questo ebook, non lasciare che rimangano sulla "carta" del tuo kindle! ;-)

Cucinare è facile, divertente, economico e salutare: fallo per te stessa o te stesso, e per i tuoi familiari o amici.

Le varie ricette sono state selezionate per soddisfare ogni palato e integrare con i più svariati ingredienti la tua dieta.

Non ho incluso insalate e macedonie, in quanto credo che sia meglio lasciare alla tua creatività l'argomento... cerca di mangiare il più possibile frutta e verdura con pochi condimenti.

Io personalmente mi sono abituato a mangiare la verdura cruda con un filo di olio extravergine d'oliva biologico: costa molto, ma mi dura dei mesi.

Inoltre ho praticamente eliminato lo zucchero: a volte uso del miele, ma mi accade molto raramente.

Evita di bere alcolici (concediti un bicchiere di vino rosso ai pasti), caffè e bevande zuccherate: ricorda di bere tanta acqua e, al limite, una tisana.

Insomma, cose che già sai, ma probabilmente fatichi a mettere in atto (come tutti noi!) ^_^

E adesso basta ciance: iniziamo a prepararci un po' di squisitezze...

Centrifuga mattutina di kiwi, arance e limone (senza zucchero)

Ingredienti

3 kiwi
3 arance medio/piccole
1/2 limone

Procedimento

Sbuccia, taglia e centrifuga in un paio di minuti!

Cosa contengono kiwi e arance?

I kiwi (come vedremo in seguito) e le arance sono ricchi di vitamina C, potassio e vitamina K.

A cosa serve?

Questa ricetta viene consigliata per ridurre il colesterolo, per incrementare l'assorbimento del ferro e per depurare l'organismo.

Centrifuga dimagrante alla barbabietola, cavolo e carote

Ingredienti:

Barbabietola – 1

Cavolo rosso – 2 foglie

Carote – 3

Limone – 1/2

Arancia – 1

Ananas – 1/4

Spinaci – 2 mazzetti

Procedimento?

Taglia, spezzetta e metti in centrifuga! :-)

Ti consiglio di prepararla da 1 a 3 volte al giorno. Se il gusto non dovesse convincerti, prova a variare gli ingredienti fino a trovare il giusto mix!

Perché proprio la barbabietola?

Che barba... ;-)

<u>Proprietà benefiche</u>

La barbabietola rossa si distingue per la **ricca presenza di sali minerali e di vitamine.**

<u>La sua composizione è costituita prevalentemente da acqua.</u>

Una barbabietola rossa contiene sali minerali quali sodio, calcio, potassio, ferro e fosforo, vitamina A, vitamina C e vitamine del gruppo B.

Sia il tubero che le sue foglie sono ricchi di antiossidanti.

Tra le vitamine del gruppo B spicca l'**acido folico**, conosciuto anche come vitamina B9, dai molteplici aspetti curativi.

Per via del suo contenuto di <u>sali minerali</u>, la barbabietola è indicata come alimento utile per la reintegrazione degli stessi nell'organismo.

L'aggiunta di *succo di limone* nel succo viene indicata al fine di favorire l'assorbimento del ferro contenuto in tali alimenti.

Gli effetti della barbabietola nel contrastare i tumori, con particolare riferimento al tumore al colon, sono oggetto di studio.

Inoltre è comunemente usata come prevenzione del cancro e dei **disturbi cardiovascolari.**

Per via del suo notevole contenuto vitaminico, la barbabietola contribuisce a migliorare la **circolazione.**

Le barbabietole sono **dietetiche**: 100 grammi dell'alimento contengono soltanto circa 20 calorie.

Consumare barbabietole rosse significa poter **contrastare le malattie del fegato ed attenuare le infiammazioni dell'apparato digerente.**

Frullato invernale al kiwi

Ingredienti

9 kiwi
1 banana grande o 2 piccole
spremuta di arancia
1 cucchiaino di zucchero di canna

Procedimento

Preparare la spremuta di arancia oppure utilizzare succo d'arancia senza zucchero e inserirla nel frullatore con i kiwi, la banana e lo zucchero di canna. Frullare e gustare.

Perché insisto con il kiwi?

È stato classificato come il più nutriente fra i ventisette frutti di largo consumo, contiene molta Vitamina C e aiuta a combattere i radicali liberi, ma non solo…

Il Kiwi è una pianta originaria della Cina usata inizialmente a scopo ornamentale.

Solo dopo, il frutto è stato introdotto in Italia, nella nostra alimentazione mediterranea.
Grazie alla sua particolare composizione, è stato anche apprezzato per le sue numerose **proprietà curative**.

Molti mangiano un sacco di kiwi ogni settimana, ma pochi sanno quanto sia utile e salutare mangiarli!

In uno studio americano è stato infatti classificato come il più nutriente fra i ventisette frutti di largo consumo.

Come è possibile?

Per l'alto contenuto in vitamina C (addititura 85mg/100gr!).

Il kiwi infatti è un alimento che apporta **numerosi benefici all'organismo**:
#aiuta a combattere i radicali liberi;
#protegge le gengive e i denti;
#aiuta la trasformazione del colesterolo in sali biliari riducendo così la percentuale di trigliceridi.

E tra l'altro non fa ingrassare...

L'apporto calorico è molto basso: 100 gr di kiwi forniscono circa 44 Kcal in quanto è costituito da circa 84% di acqua!

E come apporto di fibre?

Il kiwi possiede un buon contenuto di **fibre solubili e insolubili le quali sono fondamentali per combattere stipsi ed emorroidi.**

C'è altro?

Questo frutto è un'ottima fonte di **acido folico**, importante per la prevenzione, durante la gravidanza, della spina bifida e per i soggetti anemici.

Il kiwi è un alimento **adatto ai soggetti che soffrono di pressione alta** proprio per il suo alto contenuto in potassio (per la varietà Gold in media 400mg) e basso contenuto in sodio (meno di 5mg).

L'elevato contenuto di potassio rende il kiwi adeguato all'**alimentazione degli sportivi per la prevenzione dei crampi** muscolari.

Inoltre, grazie alla presenza dell'arginina, **aiuta la circolazione**.

Facilita la digestione delle proteine ed è quindi consigliato a chi soffre di **gastrite e cattiva digestione**.

Direi che avrai capito perché mi sono soffermato proprio sul kiwi! :-)

Zuppa di cipolle (vegetariana)

Ingredienti per la zuppa

Cipolle dorate 500 g, Zucchero 1 cucchiaino, Burro 50 g, Olio 4 cucchiai, Pepe nero q.b., Brodo 1 litro, circa Farina Integrale 20 g, Sale q.b.

Ingredienti per la gratinatura

Pane baguette integrale 12 fette, Groviera o Emmenthal grattugiato 100 gr

Procedimento

Spogliate (o mondate) le cipolle e tagliatele ad anelli sottilissimi. Ponetele in un tegame con 50 g di burro e 3-4 cucchiai d'olio. Lasciate cuocere a fuoco basso per 10 minuti, poi aggiungete un cucchiaino di zucchero e procedete con la cottura a fuoco moderato finchè le cipolle comincino a sudare, senza però prendere colore: fate molta attenzione a non farle scurire in nessun punto!

Quando cominceranno a divenire leggermente bionde, spolveratele con la farina, che – volendo – potete far cadere da un setaccio o colino.

Mescolate con cura per qualche minuto.

NOTA: Per rendere la zuppa più ricca e originale, potreste voler sfumare con mezzo bicchiere di vino bianco o un bicchierino di brandy.

A questo punto aggiungete un brodo che avrete preparato a parte con "spezie" a piacere, e lasciate sobbollire per almeno 30 minuti a fuoco moderato, aggiungendo del brodo quando serve.

Quando la zuppa sarà cotta, aggiustate di sale e pepe e versate il tutto in alcuni contenitori da forno.

Affettate il pane (possibilmente integrale e tipo baguette) e abbrustolitelo.

Adagiate le fette di pane sulla superficie della zuppa e ricoprite con abbondante groviera o emmenthal grattugiati (o formaggi simili).

Ponete i contenitori nel forno preriscaldato a 250°C per il tempo necessario affinché si formi una crosticina dorata sulla superficie della zuppa (questione di pochi minuti).

Servitela caldissima.

Valore nutritivo e proprietà terapeutiche della cipolla!

La cipolla ha un consistente valore nutritivo, grazie alla presenza di sali minerali e vitamine, soprattutto la vitamina C.

Ma pochi sanno che contiene anche molti fermenti che aiutano la digestione e stimolano il metabolismo.

Inoltre contiene zolfo, ferro, potassio, magnesio, fluoro, calcio, manganese e fosforo, diverse vitamine (A, complesso B, C, E).

Se non bastasse nella cipolla troviamo i **flavonoidi** con azione diuretica e la glucochinina, un ormone vegetale, che possiede una forte azione antidiabetica.

Un discorso a parte merita l'utilizzo della cipolla per tutti coloro che soffrono di "**cattiva digestione**": in questo caso si consiglia di consumare la cipolla cotta che è sicuramente più tollerabile anche se ha minori proprietà nutritive rispetto a quella cruda che può essere assunta facilmente da coloro i quali non hanno particolari problemi di bruciori allo stomaco.

Infine la cipolla funge da ipoglicemizzanti, abbassando il livello di glucosio nel sangue e permettendo di ridurre le dosi di insulina a chi ne ha bisogno, ad esempio i diabetici.

Di questa pianta si conoscono anche le virtù benefiche in omeopatia: infatti è **indicata in caso di raffreddore in quanto combatte la presenza del muco nasale.**

Miglio alle verdure

<u>Ingredienti</u> (per 2 persone)

150 gr di miglio decorticato
2 carote piccole
1 zucchina
1/2 cipolla bianca
pepe nero, curcuma, zenzero in polvere, maggiorana
olio
sale marino integrale q.b.

<u>Preparazione</u>

Per prima cosa, versa il miglio in un colino e sciacqualo sotto
l'acqua corrente.
Fallo sgocciolare bene.

Riscalda leggermente un paio di cucchiai di olio con un pizzico di
pepe nero e zenzero in polvere in una pentola in acciaio dal fondo
spesso.
Versa il miglio e lascialo tostare per 2 minuti rigirando con

costanza.

Aggiungi acqua per 2 volte e mezzo il volume del miglio (in questo caso 400-500 gr di acqua), aggiungi all'acqua un pizzico di curcuma e sale marino integrale, quindi copri con un coperchio e lascia cuocere a fiamma media.

Nel frattempo prepara le verdure, in modo che cuocano meno e rimangano più croccanti e ricche di nutrienti.
Affetta finemente la cipolla, taglia a rondelle o a cubetti le carote e le zucchine.

Versale nella pentola contenente il miglio, ricopri con il coperchio e lascia cuocere fino a completo assorbimento dell'acqua.

Servi ben caldo con una spolverata di pepe nero, un giro d'olio a crudo e, se ce l'hai, un po' di maggiorana.

Cos'è il miglio?

Ultimamente il miglio è stato riscoperto grazie alle sue proprietà, al suo gusto delicato ed all'assenza di glutine che lo rende un **alimento consigliato per i celiaci.**

Il miglio (Panicum Miliaceum) è un cereale molto antico appartenente alla famiglia delle Graminacee e originario dell'Asia.
Raggiunge l'altezza di 1,5 metri e produce semi piccoli, rotondi e lisci dal colore giallino.

Composizione Chimica: 8 % da acqua, 11 % da proteine, 3,50 % da ceneri, 73,3 % da carboidrati, 4,2% da grassi.

I minerali presenti sono: potassio, fosforo, magnesio, manganese, calcio, rame, sodio, ferro, zinco e selenio.

Queste invece le vitamine presenti: B1, B2, B3, B5 e B6, vitamina E in piccola percentuale la vitamina K.

Questi gli aminoacidi del miglio: acido aspartico e acido glutammico, alanina, arginina, cistina, fenilalanina, istidina, isoleucina, leucina, lisina, prolina, metionina, serina, tirosina, triptofano, glicina, valina e treonina.

Benefici del Miglio

Il miglio è un alimento con **proprietà diuretiche ed energizzanti, che porta benefici in caso di spossatezza**.

Il miglio ha la capacità di assorbire acqua, rendendo il colon idratato e prevenendo la costipazione e la stipsi.

Il miglio apporta benefici anche in caso di gonfiore e crampi addominali e riduce l'insorgenza di ulcere gastriche.

Regolarizzando la digestione, il miglio con le sue proprietà **aiuta il corpo ad eliminare velocemente i rifiuti apportando benefici ai reni e al fegato**.

Grazie al contenuto di acido salicilico il miglio produce benefici alla **pelle** e la sua assunzione è consigliata alle donne in gravidanza per prevenire l'aborto ed è anche utile per rinforzare i capelli, le unghie e lo smalto dei denti.

Il miglio è un **cereale alcalino che viene digerito con molta**

facilità, indicato in caso di acidità di stomaco, nella prima infanzia e negli stati di convalescenza

Tra i cereali è senz'altro uno dei più ricchi di sali minerali.

La vitamina B3 contenuta nel miglio apporta benefici nell'abbassare il livello di **colesterolo** cattivo.

Il miglio apporta benefici nella prevenzione delle malattie cardiovascolari. Il miglio infatti è una ricca fonte di potasso e di magnesio, minerali che hanno la **proprietà di abbassare la pressione sanguigna,** agendo come vasodilatatori, portando grandi benefici nella prevenzione di infarti, ictus ed aterosclerosi.

Il miglio contiene serotonina, una sostanza con proprietà efficaci contro lo stress, il cattivo umore e la depressione.

Pieno di fibre ed scarso di zuccheri semplici, il miglio ha un indice glicemico relativamente basso ed è stata dimostrata la sua proprietà di produrre bassi livelli di zuccheri nel sangue: per questo **il miglio apporta benefici a chi ha problemi di glicemia, più del riso.**

Grazie alla buona quantità di magnesio presente al suo interno, il miglio sarebbe in grado addirittura di prevenire il diabete di tipo 2.

Secondo diverse ricerche, il miglio, grazie alle fibre in esso contenute, avrebbe la proprietà di ridurre l'insorgenza del cancro al seno ed al colon.

L'**alta percentuale di proteine**, rende il miglio un alimento perfetto per bilanciare la dieta dei vegetariani e dei vegani.

Ricordiamo ancora che il miglio è un cereale **privo di glutine** e quindi particolarmente adatto alle persone interessate dal morbo celiaco.

Le Calorie del Miglio
Ogni 100 grammi di miglio, la resa calorica è 360 Kcal.

C'è dell'altro...

Il miglio, che ha un gusto molto amato da adulti e bambini, si trova in commercio in diverse forme: decorticato in semi, farina ed in fiocchi.

Le **proteine** presenti nel miglio sono più complete ed allo stesso tempo più **assimilabili** di quelle presenti in altri cereali come il riso o il frumento.

Il miglio (pochi lo sanno!) si presta meglio alla cottura in quanto richiede meno tempo rispetto ad altri cereali e soprattutto non necessita di ammollo.

Orecchiette integrali vegane

<u>Ingredienti</u> (per 2 persone):

130 g di orecchiette integrali

6 melanzane rosse

8 pomodori secchi

6 olive denocciolate

1 spicchio di aglio

peperoncino a piacere!

1 cucchiaio di olio extravergine d'oliva bio

basilico (meglio fresco)

<u>Procedimento</u>

Tagliate le melanzane rosse a tocchetti grossi.

Mettete in ammollo in acqua calda per 10 minuti i pomodori secchi in modo da farli diventare morbidi e tagliate le olive a metà.

Fate soffriggere lo spicchio d'aglio incamiciato con il

peperoncino e versate prima le melanzane che dovranno appassire da sole per 10 minuti

Di seguito aggiungete i pomodori tagliati a strisce sottili e per ultime le olive e il sale.

Lasciate cuocere a fuoco lento per 15 minuti circa, finché le melanzane non risulteranno morbide.

Una volta che avrete scolato la pasta, saltatela in padella con il condimento e aggiungete a vostro piacimento il basilico fresco.

Brasato di seitan (3/4 persone)

<u>Ingredienti</u>

500 g di seitan
1/2 litro di vino rosso (meglio se biologico)
1 rametto di rosmarino
1 bacca di ginepro
sale, pepe
olio extravergine d'oliva bio

<u>Procedimento</u>

Rosolare in una padella l'olio, il rosmarino e il seitan tagliato in pezzi piuttosto grossi.

Aggiungere il vino rosso e la bacca di ginepro.

Cuocere fino a che il vino non è evaporato.

Togliere il seitan dal fuoco e tagliarlo a fettine (io le preferisco molto fine, ma non c'è una regola).

Metterlo nei piatti e cospargerlo con il sughetto di vino ritirato.

Può essere servito con le patate arrosto.

Perché il seitan?

Il seitan è un alimento "di successo", ma pochi sanno realmente cosa sia.

Cos'è il seitan?

Il seitan è un alimento che **si ricava dal glutine del grano tenero, o dal farro, oppure dal khorasan (il grano turanicum).**

È l'ideale per le diete vegetariane e vegane, e in generale per ridurre l'apporto di cibi di origine animale, che – come ormai è noto – aumentano il colesterolo cattivo e contengono molti grassi.

Seitan: origini

Il seitan è tipico della cucina giapponese. Questo nuovo cibo si diffuse con il nome di kofu, ossia "glutine di grano". Solo dopo fu nominato con la parola "seitan" che, letteralmente, vuol dire "È proteina" ("Sei" e "Tan").

Il seitan si ottiene estraendo il glutine dalla farina di frumento

con l'acqua.

Poi si impasta e lo si fa bollire nell'acqua con la salsa di soia, l'alga kombu e altri aromi, come cipolla, sedano, carota, aglio, zenzero, rosmarino, salvia e pepe.

Con questi lavaggi in pratica **si elimina l'amido e si estrae il glutine** in quantità variabili a seconda del tipo di farina utilizzata.

Posso farmelo a casa?

Una ricetta che si può fare anche in casa, dotandosi dei giusti ingredienti e con la giusta preparazione. Prima si prepara l'impasto, che poi si "lava" e, infine, si cuoce nel brodo.

Se preferisci la carne al seitan...

L'Organizzazione Mondiale della Sanità (Oms) ha dichiarato che pancetta, salsicce e carni lavorate e carni rosse possono provocare il cancro.

Un gruppo di 22 esperti internazionali ha esaminato decenni di ricerche sul legame tra carne rossa, salumi e cancro e ha riassunto i dati in un documento dello Iarc, l'International Agency for Research on Cancer, ramo dell'Oms che si occupa di cancro pubblicato da The Lancet.

Riporto uno stralcio della relazione:
"Il consumo di carne lavorata è stato inserito nel gruppo 1 (lo stesso nel quale compaiono sostanze che causano il cancro a pericolosità più alta come il fumo, il benzene, l'arsenico e l'alcol) in base a una evidenza sufficiente per il tumore colorettale."

E mi fermo qui.

Frittatine rosse al montasio (vegetariane)

Ingredienti

Pepe e sale
q.b.

latte
4 cucchiai

parmigiano reggiano
50 grammi

burro
20 grammi

montasio
50 grammi

radicchio rosso
3 cespi

uova

6

Procedimento

Per realizzare le frittatine pulisci il **radicchio** eliminando la parte esterna della radice, taglialo a tronchetti e riduci la radice stessa a fettine sottili (scegli tu l'esatto spessore!).

Lavalo, asciugalo e stufalo dolcemente in una padella con 7-8 g di burro e un pizzico di sale per circa 5-6 minuti.

Rompi le **uova** in una ciotola, unisci del sale, il parmigiano, il latte, un po' di pepe (io ne metto un bel po'...) e sbattile con una forchetta per pochi istanti.

Suddividi il burro rimasto in alcuni "padellini" del diametro di circa 10 cm e con il bordo alto, fallo sciogliere su fiamma bassa e suddividici il composto di uova.
Se non hai i suddetti padellini, usa la creatività!

Unisci il radicchio, mescola per un istante e cuoci le frittate su fiamma bassa, coperte, per circa 5-6 minuti.

Leva il coperchio, trasferiscile sotto il grill del forno e prosegui la cottura per altri 5-6 minuti.

Nel frattempo, taglia il formaggio a lamelle sottilissime.

Leva i padellini dal forno, lascia riposare le frittate 5 minuti, disponi al centro il formaggio.

Servi subito le frittatine.

Budini di topinambur

<u>Ingredienti</u> (per 6 persone)

300 grammi di topinambur;

una piccola cipolla;

10 grammi circa di porcini secchi;

uno spicchio d'aglio;

un bicchiere di latte;

un uovo intero e un tuorlo;

due cucchiai d'olio;

sale e pepe.

Guarnitura:

due carote;

un cucchiaio di porcini secchi ridotti in polvere;

un cucchiaio d'olio di oliva;

sale e pepe.

<u>Procedimento</u>

<u>Preparazione dei porcini</u>

Mettete in ammollo i funghi porcini secchi in un contenitore pieno di acqua tiepida.

<u>I nastri di carote</u>

Mentre aspettate, lavate le carote ed eliminate la buccia più esterna.

Utilizzando il pelapatate ricavatene delle fette sottilissime conditele con un cucchiaio d'olio, un pizzico di sale, pepe e disponetele in un unico strato in una teglia ricoperta con carta da forno.

Mettete in forno a bassa temperatura, intorno ai 110°C- 130 °C per un'ora fino a che diventeranno croccanti.

<u>Preparazione dei topinambur</u>

Nel frattempo sbucciate i topinambur e tagliateli a fette sottili, tritate anche la cipolla e i funghi ben scolati e tritati.

Mettete in un tegame un filo d'olio e aggiungete l'aglio intero, la cipolle e le fette di topinambur.

Bagnate con un bicchiere d'acqua e lasciate cuocere coperto per circa venti minuti, quindi scoprite e lasciate ancora qualche minuto fino a che il fondo di cottura sarà asciutto.

Regolate di sale e pepe e frullate il tutto lasciate intiepidire quindi aggiungete le uova e il latte leggermente denso.

Prendete degli stampini e imburratene il fondo e i bordi.

Suddividete al loro interno la crema di topinambur e fate cuocere in forno a bagno maria a bassa temperatura
In alternativa potete cuocere i budini a vapore fino a che il composto si sarà rassodato.

Lasciate riposare i budini per qualche minuto, quindi sformateli direttamente sui piatti.

NB: Non scordatevi di servire i budini di topinambur con i nastri croccanti di carote e guarnire il tutto con porcini secchi ridotti in polvere.

Ok, molto buono, ma... cos'è?

Il **topinambur è una con molte proprietà benefiche e guaritive.**

Conosciuto col nome **tartufo di canna, carciofo di Gerusalemme** e, probabilmente per il fatto che per decenni è stato un valido sostituto della patata, e anche noto con il nome di **patata americana.**

Il topinambur è un alimento **particolarmente indicato per chi vuole perdere peso** ed allo stesso tempo **svolgere un' opera di pulizia nei confronti dell'intestino.**

L'unione dell'inulina contenuta nel topinambur con l'acqua ha la proprietà di conferire un buon senso di sazietà che si protrae per un buon lasso di tempo.

Quindi non ti resta che bere tre bicchieri d'acqua prima di metterti a tavola e una volta mangiato il topinambur, ti sentirai già sazio!

Il topinambur abbassa inoltre il livello di assorbimento da parte dell'intestino degli zuccheri e del colesterolo: quindi è **indicato in soggetti diabetici e in persone con il colesterolo alto.**

(Si consiglia, così come tutte le verdure e la frutta, di <u>consumarlo crudo</u>, in quanto in tal modo l'alimento conserva intatte tutte le sue proprietà.)

La vitamina A aiuta la vista.

La vitamina B dà energia e toglie lo stress.

L'arginina aiuta il fegato e la cicatrizzazione in generale.

Dolce povero

<u>Ingredienti</u>

1 tazza e mezza di acqua tiepida

1 cucchiaio scarso di cannella

1 tazza di zucchero integrale biologico di canna

1 tazza e mezza di farina integrale biologica di grano tenero

5 cucchiai di marmellata a scelta (anche di pomodori verdi, se preferite!)

1 limone (succo) con un cucchiaino di bicarbonato di sodio (mischiati e uniti all'impasto alla fine)

<u>Procedimento</u>

Amalgamo tutti gli ingredienti mescolo bene, alla fine unisco il lievito casalingo di limone e bicarbonato, metto nella tortiera e inforno a 140° - 160° per il tempo necessario alla cottura (ogni forno fa a sè; inoltre dipende anche dallo stampo della torta).

Approfondimenti sulla nostra dieta quotidiana...

Perché mangiare biologico?

Alcune ottime ragioni per mangiare biologico ispirate dalla dottoressa in medicina naturale e nutrizione olistica, Michelle Schoffro:

il cibo biologico è più ricco in nutrienti rispetto ad altri tipi di cibo: vitamina C, antiossidanti e minerali, calcio, ferro, cromo e magnesio.

#non contengono neurotossine contenute nei pesticidi: le tossine che sono dannose per il cervello e le cellule nervose.

#il cibo biologico sostiene la terra: la produzione di cibo biologico infatti esiste da migliaia di anni ed è una scelta sostenibile per il futuro.

#alimenti biologici coltivati in aziende biologiche di piccole dimensioni aiutano a garantire il sostentamento delle famiglie di agricoltori indipendenti.

#ha un sapore migliore rispetto all'equivalente cresciuto con pesticidi.

#non è esposto al processo di maturazione artificiale con il gas, come lo sono invece alcuni tipi di frutta e verdura non biologica (come le banane).

#sostiene l'habitat della fauna selvatica.

#mangiare biologico può ridurre il rischio di cancro (per ovvi motivi).

#sostiene una maggior biodiversità: il cibo geneticamente modificato e non biologico si focalizza sulla monocoltura ad alto rendimento e sta distruggendo la biodiversità.

Perché mangiare integrale?

Per molto tempo gli alimenti a base di cereali integrali sono stati considerati "cibo dei poveri", in contrapposizione ai prodotti realizzati con farine raffinate.

Non è così: **mangiare integrale vuol dire fare scorta di sostanze nutritive indispensabili per l'organismo.**

Le farine integrali

Quando si pensa alla parola "integrale" legata al cibo, viene subito da collegarla alla farina integrale.

Come si ottengono le farine cosiddette "integrali"?

Sono ottenute preservando ogni parte del chicco.

Andando nel dettaglio: l'endosperma amidaceo, il pericarpo (costituito da diversi strati, tra cui quello aleuronico e la crusca) e il germe o embrione.

I cereali non raffinati sono una vera e propria **miniera di sostanze preziose**.

La **fibra** alimentare (solubile e insolubile) è certamente la loro componente più conosciuta e più importante per la salute.

Sono moltissimi gli elementi presenti: carboidrati, proteine, vitamine, sali minerali e composti antiossidanti che favoriscono il metabolismo.

Inoltre è assodato che tali antiossidanti proteggono il cuore da eventi cardiovascolari come l'**infarto cardiaco**, riducono il rischio di **diabete** e di diventare **sovrappeso**, difendono l'organismo dalle **infiammazioni** e da alcuni tipi di **tumore** e contrastano lo **stress**.

Le farine integrali rispetto a quelle farrinate contengono quindi: amidi, proteine, β-glucani, lipidi, minerali, fibre, vitamine del gruppo B, antiossidanti... insomma non c'è differenza!

La differenza con le farine raffinate

Con il processo di macinazione tradizionale, che elimina completamente crusca e germe e conserva solo l'endosperma, va perduto quasi il 22% del chicco, ma **una quantità proporzionalmente molto superiore di nutrienti.**

Studi epidemiologici dimostrano una indubbia **correlazione tra consumo di alimenti a base di cereali integrali e benefici per la salute.**

Benefici principali:

#1 protezione da neoplasie, patologie infiammatorie, stipsi cronica dell'intestino;

#2 riduzione del rischio cardiovascolare e dell'arteriosclerosi

#3 opposizione a sovrappeso e obesità

#4 riduzione dei rischi di contrarre il diabete

#5 azione antinfiammatoria su vari livelli

Perché mangiare vegetariano?

Ormai è noto a tutti: le diete più sane sono cariche di piante vegetali (verdure, frutta e fagioli) e meno sui prodotti animali (carne, pesce, pollame e latticini), specialmente quelli ad un alto livello di grassi.

E su questo c'è poco da discutere.
Andiamo comunque ad approfondire l'argomento...

Una dieta ricca in frutta e verdure gioca un ruolo nel ridurre il rischio di maggiori cause delle malattie.

Qui sono 10 ragioni principali perché tutti dovrebbero diventare vegetariani?

Minor rischio di contrarre malattie legate al cuore
Minor rischio di contrarre cancro e tumori
Alimentazione più sicura e controllata
Tutela dell'ambiente (inquinamento, sfruttamento risorse...)
Si risparmia
Il benessere degli animali
Gusto organolettico (recupero del gusto originario...)

Perché diventare crudista?

Lo so, stai leggendo un libro di ricette e io ti invito a diventare crudista... sembra un controsenso?

No, tutt'altro!

Alcune ricette (come i frullati) sono perfettamente "crudiste", come avrai notato.

Inoltre, come ti ho già anticipato, non ho inserito macedonie e insalate, che costituiscono più dell'80% della mia alimentazione.

Infatti, io punto a diventare crudista al 100%: questo è il mio obbiettivo.

Ma allora perché questo libro di ricette?

È una questione di "avvicinamento". Non si può diventare crudisti (o vegani o vegetariani o fruttariani...) da un giorno all'altro.

Non si tratta solo di abituare il corpo, ma soprattutto la mente. Ci deve essere una lenta presa di coscienza...

Concentrati sulle ricette che ti ho presentato e tra qualche mese potrai avvicinarti al crudismo con maggior convinzione (sempre che tu sia interessata/o).

Ti riporto un estratto dal mio libro "Mangiare crudo".

NUDO E CRUDO

COME PASSARE DA UNA DIETA TRADIZIONALE A UNA DIETA CRUDISTA

Vuoi raggiungere il peso forma senza dover sottostare a una dieta ipo-calorica?

La dieta crudista permette molto più che un semplice dimagrimento. Andiamo ad analizzare il perché.

Chi pensa che il significato di crudismo sia strettamente limitato a dimagrimento e salute sbaglia, benché chi lo pratichi non abbia né problemi di grasso né di salute.

Il crudismo, fintanto che incentrato principalmente su frutta fresca, permette sì una silhouette da invidiare, ma anche un perfetto stato di salute per mente e corpo che in pochi conoscono e hanno sperimentato, per di più raggiungibile con pochi sforzi.

La mia concezione di dieta crudista, che prevede la totale assenza di cibi animali (ed è spesso indicata a livello internazionale come raw-vegan), apporta numerosi benefici in termini di salute così come di appagamento gustativo.

Al giorno d'oggi la cottura, specialmente nel caso di carni e farinacei, risulta la causa principale per la quale l'uomo fatica a preservare la sua salute in modo duraturo.

Oggi stiamo ormai assistendo alla diffusione del raw food, o cibo crudista, persino nel nostro paese, in parte per merito di internet che consente di informarsi su qualunque argomento.

Esperimenti sugli animali ed evidenti conclusioni   Una cosa che amo molto fare è osservare. Osservo la natura e ragiono. Osservo gli animali selvatici e mi chiedo perché non abbiano malattie. Possiamo affermare che gli animali liberi di vagare nella natura, selvaggi e selvatici, non si ammalano mai: ma perché?

Diversi studiosi tra hanno testato come gli animali reagiscono a regimi composti da cibi cotti e non.
I risultati sono pazzeschi!

Per quanto mi riguarda gli esiti di questi esperimenti non costituiscono un vero e proprio mistero, ma una conferma: la dieta cotta causò negli animali ad essa sottoposti evidenti peggioramenti corporei, assieme alla comparsa di malattie di solito assenti quali tumori, problemi cardiaci, disturbi gengivali, carie, ulcere, affezioni polmonari e disfunzioni renali.
Se gli stessi animali fossero stati alimentati esclusivamente a crudo, per natura non avrebbero contratto questi disturbi.

Purtroppo, come spesso accade, le cavie hanno sofferto e questo mi rattrista, ma almeno adesso sappiamo la verità. Ma ciò che preoccupa maggiormente infatti è che non sono solo gli animali sottoposti a tali diete a soffrirne le conseguenze, bensì le stesse verranno trasmesse anche ai loro successori, anche se di questi ultimi, fortunatamente, è stato possibile guarire pressoché completamente le problematiche fisiche attraverso una dieta cruda. Nonostante ciò, solo dopo qualche generazione è stato possibile il riacquisto di una salute totale.

Tuttavia rincuora il fatto che, sebbene l'attuale generazione non avrà modo di vivere nel pieno del benessere per due secoli, con l'adozione di una dieta cruda potrà in ogni caso migliorare la vita in modo significativo. **Importante è che i genitori insegnino ai propri figli, attraverso il loro stesso esempio, come alimentarsi**

al meglio.

Ora è facile obbiettare che uomo e animale sono diversi e che non è possibile assimilare certi esperimenti… però a mio avviso è evidente che il cibo cotto non convince del tutto.

La digestione di alimenti sottoposti a cottura si conclude dopo diverse ore e grazie a un ingente dispendio di energie, inoltre il loro lento transito nei nostri organi digestivi talvolta causa putrefazioni.

Al contrario, la digestione di alimenti crudi è decisamente più veloce e questo fenomeno, specialmente tipico della frutta, evita di danneggiare il nostro corpo o sottoporlo a sforzi eccessivi. Se tutto ciò non bastasse, la frutta e la verdura crude vengono masticate di più a causa della loro maggiore compattezza, comportando una facilitazione della digestione così come il massaggio delle gengive, che previene parodontopatie o denti cariati.

La dieta crudista: paleobotanica-nostri giorni

Attraverso un'analisi approfondita della paleobotanica e dottrine affini, è possibile una migliore comprensione dei motivi per i quali i nostri antenati sono arrivati a rivoluzionare la loro dieta. Pochi ci fanno caso, ma in effetti la dieta attualmente è un componente fondamentale delle abitudini di molte persone. Dato che lunghi excursus potrebbero risultarti noiosi, ho intenzione di esporti giusto qualche concetto fondamentale della dieta crudista.

I maestosi fenomeni naturali per i quali l'uomo primitivo decise di modificare la sua alimentazione, risalgono a un periodo compreso tra 200 e 120 migliaia di anni fa, benché alcuni parlino di decine di migliaia di anni. Trovo abbastanza divertente e collegato a un'assenza di informazione il fatto che secondo alcuni l'umanità, vantando una storia culinaria pari a "più" di cinquemila anni, abbia avuto per questo un'evoluzione.

L'anatomia e la fisiologia dell'uomo non sono predisposte ad un'alimentazione granivora o carnivora, da qui la necessità di cuocere cereali così come cibi animali affinché diventino edibili e assimilabili.

Mi preme ricordare che gli uomini primitivi delle epoche più remote cambiarono abitudini alimentari perché non avevano alternative. Solo grazie a questo provvisorio cambiamento furono in grado di garantirsi la sopravvivenza, seppur a scapito in parte della loro salute.

Le generazioni moderne si possono considerare fortunate, in quanto nella condizione di poter decidere a proprio avviso cosa mangiare e quindi determinare la propria malattia, salute o vita centenaria. Non si tratta di affermazioni campate in aria, bensì della reale situazione di cui io stesso insieme a molti altri sperimentatori facciamo da testimoni: i vegani-crudisti godono di un livello di salute, sia mentale che corporea, estremamente alto, un "sentirsi bene" generale che i "tradizionalisti" non riescono ancora a concepire in quanto non hanno mai sperimentato.
Ma cosa succedeva quando l'uomo era "appena nato"?

La dieta crudista tanti anni fa

A quando risalgono le origini della dieta crudista?

Torniamo un po' indietro... Apparentemente il crudismo è nato contemporaneamente alla specie umana, ed è sopravvissuto fino ad ora arricchendosi man mano grazie a studi effettuati da vari scienziati; tuttavia le conoscenze nel campo sono ancora piuttosto limitate.

E se l'uomo potesse, evitando qualsiasi farmaco, vivere per più di 100 anni nel pieno della sua forma fisica e psicologia?

I soggetti meno contenti probabilmente sarebbero i farmacisti, che assisterebbero ad un calo di vendite... ^__^

L'uomo di oggi, sebbene bio-chimicamente e fisiologicamente evoluto, deriva dal suo predecessore primitivo di natura frugivora e crudista; ciò significa che in origine la specie umana si alimentava di verdura, semi, frutta fresca o secca, alimenti che la terra metteva a disposizione.

Come sostengono molti studiosi, per i nostri antenati il fuoco era un mezzo per affrontare il freddo, scacciare i nemici e, raramente, per cucinare alimenti.

Attenzione, si sta facendo riferimento a nostri antenati nel pieno della loro salute e con una prospettiva di più di 100 anni di vita, escludendo i primitivi più evoluti la cui aspettativa di vita, secondo le nostre nozioni scolastiche, non superava i 30 anni.

Un errore comune è quello di generalizzare su aspettativa e tenore di vita senza considerare che ogni periodo storico presentava grandi differenze a riguardo.

Ti sei mai chiesto come mai la dieta moderna sia principalmente cotta?

La spiegazione di questa nostra abitudine, che in pochi non hanno adottato, dev'essere ricercata guardando ad un passato decisamente remoto.

La paleontropologia degli ultimi tempi ci permette di capire le ragioni per le quali oggi ci alimentiamo, e in generale viviamo, in modo completamente diverso rispetto ai predecessori della nostra specie.

Come tutti sanno il nostro pianeta nel corso della storia ha subito vari fenomeni naturali tra cui glaciazioni e attività vulcaniche intense, comportando la comparsa nell'uomo di nuove esigenze come cucinare gli alimenti per conservarli piuttosto che per poterli consumare.

Come conseguenza di tali fenomeni naturali, alcuni cibi di cui l'uomo si nutriva come frutti e verdure scomparvero temporaneamente da determinate aree, cosicché l'uomo si trovò costretto ad alimentarsi in modo alternativo per la sua sopravvivenza: da qui la nascita di nuove attività come caccia, agricoltura e anche cucina nel caso di cibi non edibili da crudi.

Al giorno d'oggi la cottura, specialmente nel caso di carni e farinacei, risulta la causa principale per la quale l'uomo fatica a preservare la sua salute in modo duraturo.

Ogni affezione della nostra specie è il risultato di una dieta sbagliata, sebbene la gente comune vorrebbe circostanze esterne come cause.

Interessante sarebbe conoscere tali circostanze esterne, data l'assenza di affermazioni certe circa la ragione per cui queste affezioni si manifestino; non meno interessante risulta il fatto che non vi siano tuttora cure definitive, benché la medicina attuale sia molto avanzata.

Ma quando, volontariamente o involontariamente, una persona decide di sperimentare la dieta vegana, crudista o persino fruttariana, per assurdo realizza di quanto sia inaspettatamente facile e conveniente garantirsi un'ottima salute.

Questo era, come ti ho già accennato, un estratto dal mio libro "Mangiare crudo".

Cosa eliminare assolutamente da qualsiasi dieta?

Il cibo spazzatura!

I "cibi spazzatura" o Junk Food, sono prodotti di bassa qualità, ricchi di conservanti, coloranti e sostanze chimiche: merendine, snack, cibo da fast food, bibite gassate, caramelle e dolciastri vari.

Elimina queste schifezze e camperai molto di più!

Spesso il loro smercio passa per grosse multinazionali e queste ultime si avvalgono di astute strategie di marketing e comunicazione.

Elimina il cibo spazzatura e comincerai subito a perdere peso!

Ecco, allora, una singolare classifica (dal meno nocivo al più nocivo) di alimenti appartenenti a questa nefasta categoria. Così, d'ora in poi, quando deciderete di farvi male, saprete a cosa state andando incontro.

#10 Gelato Confezionato

Spesso nei prodotti confezionati al suo interno si possono trovare grassi transgenici, coloranti, sapori artificiali e moltissime neurotossine che sono note sostanze chimiche dannose per il nostro sistema nervoso.

#9 Pop Corn

Per via delle tante calorie e della grande quantità di grassi saturi. Non va sottovalutato poi il rischio di imbattersi in mais geneticamente modificato.

#8 Pizza Surgelata

La farina bianca commerciale è veramente dannosa. Equiparabile allo zucchero, può portavi a far ingrassare velocemente!

#7 Patatine fritte

Contengono elevate quantità di grassi e molto spesso vengono cucinate in olii strautilizzati; sono anche portatrici di uno dei più potenti agenti cancerogeni: l'acrilamide.

#6 Patatine in busta

L'acrilamide presente è in percentuale nettamente maggiore.

#5 Salumi e Insaccati

Il consumo quotidiano di salumi, come la pancetta, può aumentare il rischio di malattie cardiache quasi del 50% e il diabete quasi del 20%. Inoltre crea disfunzioni polmonari.

#4 Wurstel

Un consumo eccessivo di Wurstel o Hot Dog aumenta il rischio del tumore al pancreas di circa il 68%.

#3 Cornetti e dolci da forno fritti

Occhio a cosa mangi per colazione! I grassi contenuti, in questi prodotti, essendo idrogenati, sono estremamente nocivi e causano malattie collegate a cuore e cervello.

#2 Bibite analcoliche gassate

Una lattina da 33cl di queste bevande (Sprite, Coca-Cola...) contiene circa 8 cucchiai di zucchero, 150 calorie, in media quasi

60 mg di caffeina (oltre ai soliti coloranti alimentari artificiali e solfiti). Ma c'è di peggio: creano acidità! E non è finita: più bevi questa "merda", più richi di ammalarti o soffrire di osteoporosi, obesità, carie e malattie cardiache.

Domanda: cosa darai da bere alla prossima festa di tuo figlio? Una brocca di acqua gratuita o litri di spazzatura liquida?

A te la scelta...

#1 Bibite analcoliche gassate "dietetiche"

A peggiorare la situazione, rispetto alle precedenti, ci pensa l'aspartame. Sembrerebbe, infatti, che Mr Aspartame sia legato alle seguenti condizioni di salute: attacchi di ansia, cecità, tumori cerebrali, dolore toracico, depressione, vertigini, epilessia, fatica, mal di testa, emicranie, perdita di udito, palpitazioni cardiache, iperattività, insonnia, dolori artificiali, difficoltà di apprendimento, sindrome premestruale, crampi muscolari, problemi riproduttivi e morbo di Lou Gehrig.

Congratulazioni: *chapeau*!

Conclusioni

Adesso sta a te cominciare da queste facili e brevi ricette!
Passa all'azione!
Hai tutto ciò che ti serve: impara a memoria queste ricette preparandole!

Sono davvero poche, soltanto 10, e almeno la metà di esse è facilmente riproducibile.
Stai per terminare la lettura, ma non lasciare che finisca qui: metti in pratica quanto hai letto!

Ho scelto per te delle ricette complete e molto nutrienti: ma soprattutto sane, salutari, antiossidanti... credimi: siamo quello che mangiamo.

Come avrai notato, ho scritto più parole per spiegarti i benefici dei vari ingredienti rispetto alle poche parole necessarie per le ricette.

Perché?

Perché è estremamente importante sapere cosa mangiamo:

noi e i nostri figli!

Non mangiare a caso, senza sapere cosa stai mangiando.

Pensa a quello che mangi, pensa a quello che leggi, pensa a quello che fai: AMATI!

Adesso, se ti ami, torna alla prima pagina e inizia dalla prima ricetta.

Controlla gli ingredienti, li hai già in casa?

Allora fai così.

Metti il tuo kindle in tasca e esci a fare la spesa (a piedi!).

Torna a casa e agisci: preparati un succo o una zuppa o... qualsiasi cosa tu abbia scelto tra le ricette che ti ho proposto.

Quando le avrai imparate tutte a memoria, sarai pronta (o pronto) allo step successivo, ma intanto dedicati a questo poche e sanissime ricette!

Non aspettare, agisci.

Cambia la tua vita, a partire da ciò che mangi.

In fondo noi... "**siamo quel che mangiamo**".

P.L. Pellegrino

PS: vuoi leggere altri libri che ho scritto per Kindle? Ecco il link: http://bit.ly/KindlePellegrino

ME LO FAI UN FAVORE? ^__^

Questo EBOOK ti è piaciuto? Lasciami una recensione:
https://www.amazon.it/review/create-review#

Vuoi leggere altri libri come questo GRATIS?

Iscriviti alla mia newsletter: bit.ly/miglioralatuavita

Saprai per primo se ci sono **promozioni** (spesso gratuite!) dei miei libri bestseller e nuove uscite!

Grazie e...a rileggermi! :-)

www.ingramcontent.com/pod-product-compliance
Lightning Source LLC
Chambersburg PA
CBHW072141280526
45788CB00002B/740